56 Ricette di succhi per prevenire la carie:

Utilizza i succhi per una vita senza carie

di

Joe Correa CSN

DIRITTO D'AUTORE

Questa pubblicazione è stata progettata per fornire informazioni accurate e autorevoli per quanto riguarda la materia disciplinata. Viene venduto con la consapevolezza che né l'autore né l'editore si impegnano a fornire consulenza medica. Se è necessario, consultare uno specialista. Questo libro è considerato una guida e non deve essere usato in alcun modo potenzialmente dannoso per la salute. Consultare un medico prima di iniziare questo piano nutrizionale per assicurarsi che sia adatto al caso.

RINGRAZIAMENTI

Questo libro è dedicato ai miei amici e parenti che hanno avuto malattie lievi o gravi e che mi hanno permesso di trovare una soluzione e apportare le modifiche necessarie alle loro vite.

56 Ricette di succhi per prevenire la carie:

Utilizza i succhi per una vita senza carie

di

Joe Correa CSN

CONTENUTI

CENNI SULL'AUTORE

Dopo anni di ricerca, credo onestamente negli effetti positivi che una corretta alimentazione può avere su tutto il corpo e sulla mente. La mia conoscenza ed esperienza mi hanno aiutato a vivere in modo più sano nel corso degli anni e ho condiviso questo metodo con la famiglia e gli amici. Quanto più si sa di mangiare e bere sano, tanto prima si vorranno cambiare gli stili di vita e le abitudini alimentari.

La nutrizione è una parte fondamentale nel processo di mantenersi in buona salute e vivere più a lungo, quindi meglio iniziare da subito. Il primo passo è il più importante e il più significativo.

INTRODUZIONE

56 Ricette di succhi per prevenire la carie: Utilizza i succhi per una vita senza carie

di Joe Correa CSN

Un sorriso smagliante e radioso è una delle prime cose che notiamo nelle persone. Questa è la caratteristica fisica di base che definisce il nostro carattere, la nostra bellezza, e la fiducia in noi stessi.

Tuttavia, è fondamentale considerare le questioni mediche legate alla cattiva salute dei denti. Una cattiva igiene orale e una dieta non sana possono portare ad alcuni problemi gravi come l'aumento del rischio di infarto, ictus, diabete, cattive condizioni di salute nei neonati, malattie polmonari, indebolimento del sistema immunitario, insufficienza renale ed epatica, e altre malattie. Quindi si può facilmente concludere che un sorriso sano è lo specchio della nostra salute generale.

Si dice spesso "Meglio prevenire che curare". Questo è particolarmente vero quando si parla di salute orale, soprattutto se si tiene a mente quanto poco ci vuole per preservare la salute dei denti, evitare complicazioni, ed evitare costose procedure dentali. Il più semplice e, allo stesso tempo, più sano metodo da seguire è quello di cambiare la dieta quotidiana e mantenere una corretta igiene orale.

Una corretta igiene orale è qualcosa che tutti noi possiamo affrontare ogni giorno. Tuttavia, la maggior parte di noi non riesce a capire come la nutrizione e le buone abitudini alimentari possano influenzare la salute a lungo termine dei nostri denti. Grandi quantità di zucchero, alimenti trasformati, e sostanze chimiche nel nostro cibo influiscono direttamente e danneggiano i denti con la carie.

Questa raccolta di succhi potenti sarà un'ottima alternativa agli snack, che sono solitamente ricchi di zucchero e causano la formazione della carie.

Ho sperimentato in prima persona centinaia di combinazioni di succhi fino ad arrivare a queste deliziose ricette gustose. Questi succhi sono pieni di antiossidanti e di diverse sostanze nutritive che non solo rendono i denti più sani, ma anche aumentano il sistema immunitario generale. Questo libro ti aiuterà ad avere sempre un sorriso splendido e smagliante.

Ci vogliono sono pochi minuti e una manciata di ingredienti per ottenere questi deliziosi succhi sani.

56 RICETTE DI SUCCHI PER PREVENIRE LA CARIE: UTILIZZA I SUCCHI PER UNA VITA SENZA CARIE

1.   Succo di mela e spinaci

Ingredienti:

1 grande mela verde, a fette

1 tazza di menta fresca, tritata

1 grande arancia, pelata

1 manciata di spinaci freschi, a pezzi

3 ml di acqua

Preparazione:

Lavare la mela e rimuovere il nocciolo. Tagliarla a bocconcini e mettere da parte.

Sbucciare l'arancia e dividere a spicchi. Mettere da parte.

Unire menta e spinaci in un colino e lavare accuratamente sotto acqua corrente fredda. Scolare e spezzare con le mani.

Ora unire mela, arancia, menta, e spinaci in uno spremiagrumi e frullare per estrarre il succo. Trasferire nei bicchieri, aggiungere un po' d'acqua e di ghiaccio prima di servire e gustare!

Informazioni nutrizionali per porzione: Kcal: 178, Proteine: 4.4g, Carboidrati: 54.5g, Grassi: 0,9 g

2.   Succo di cavolfiore e cetriolo

Ingredienti:

1 tazza di cavolfiore

1 tazza di melone, tritato

1 tazza di basilico fresco, tritato

1 tazza di cavolo fresco tritato

1 grande cetriolo

Preparazione:

Tagliare le foglie esterne del cavolfiore. Lavarlo e tagliarlo in piccoli pezzi. Riempire una tazza e mettere il resto in frigorifero.

Tagliare il melone a metà. Eliminare i semi e scavare la polpa. Tagliare due spicchi e pelarli. Tagliare a pezzi e mettere da parte. Mettere il resto del melone in frigorifero.

Unire il basilico e i cavoli in un colino sotto l'acqua fredda corrente. Scolare e tritare.

Lavare il cetriolo e tagliarlo in piccoli pezzi. Mettere da parte.

Ora, unire cavolfiore, melone, basilico, cavoli, cetrioli in uno spremiagrumi e frullare per estrarre il succo. Trasferire nei bicchieri freddi e aggiungere alcuni cubetti di ghiaccio prima di servire.

Cin cin!

Informazioni nutrizionali per porzione: Kcal: 132, Proteine: 8.9g, Carboidrati: 35.4g, Grassi: 1,7 g

3.   Succo di frutta avocado e lime

Ingredienti:

1 tazza di avocado, tritato

1 grande lime, pelato

1 grande arancia, pelata

1 grande cetriolo

2 oz di acqua

Preparazione:

Sbucciare l'avocado e tagliarlo a metà. Rimuovere il nocciolo e tagliare l'avocado in piccoli pezzi. Riempire la tazza e lasciare il resto per qualche altro succo di frutta.

Sbucciare l'arancia e dividerla in spicchi. Mettere da parte.

Sbucciare il lime e tagliarlo longitudinalmente a metà. Mettere da parte.

Lavare il cetriolo e tagliarlo a fette spesse. Mettere da parte.

Ora, unire avocado, lime, arancia e cetriolo in uno spremiagrumi e frullare per estrarre il succo. Trasferire il tutto nei bicchieri da portata, mescolando con dell'acqua.

Aggiungere un po' di ghiaccio e servire subito.

Informazioni nutrizionali per porzione: Kcal: 132, Proteine: 8.9g, Carboidrati: 35.4g, Grassi: 1,7 g

4.   Dolce succo di ananas e kiwi

Ingredienti:

1 tazza di pezzi di ananas

2 grandi kiwi, pelati

1 grande limone, pelato

1 carota grande

1 grande mela gialla, sbucciata

1 cucchiaio di miele liquido

Preparazione:

Tagliare la parte superiore di un ananas e sbucciarlo utilizzando una lama affilata. Tagliare a piccoli pezzi e riempire la tazza. Mettere il resto dell'ananas in frigorifero.

Sbucciare i kiwi e il limone. Tagliare longitudinalmente a metà e mettere da parte.

Lavare la carota e tagliarla a fette spesse. Mettere da parte.

Lavare la mela e rimuovere il nocciolo. Tagliare a pezzi di medie dimensioni e mettere da parte.

Ora, mettere ananas, kiwi, limone, carota e mela in una centrifuga. Trasferire il tutto nei bicchieri da portata, mescolando con miele liquido.

Aggiungere un po' di ghiaccio e servire subito.

Informazioni nutrizionali per porzione: Kcal: 132, Proteine: 8.9g, Carboidrati: 35.4g, Grassi: 1,7 g

5.   Succo di spinaci e zucca

Ingredienti:

1 tazza di zucca, a cubetti

1 tazza di spinaci, a pezzi

1 grande arancia, pelata

1 grande cetriolo

1 fetta di radice di zenzero, 1 pollice

Preparazione:

Sbucciare la zucca e togliere i semi con un cucchiaio. Tagliare a dadini e tenere il resto della zucca per qualche altra ricetta. Avvolgere in un foglio di plastica e conservare in frigorifero.

Lavare gli spinaci accuratamente sotto acqua corrente fredda. Scolare e spezzare con le mani. Mettere da parte.

Sbucciare l'arancia e dividerla a spicchi. Mettere da parte.

Lavare il cetriolo e tagliarlo a fette spesse. Mettere da parte.

Sbucciare la fetta di radice di zenzero e mettere da parte.

Ora, unire zucca, spinaci, arancia, cetriolo e fetta di zenzero in uno spremiagrumi e frullare per estrarre il succo.

Trasferire il tutto nei bicchieri da portata, mescolando con dell'acqua.

Aggiungere un po' di ghiaccio e servire subito. Cin cin!

Informazioni nutrizionali per porzione: Kcal: 209, Proteine: 14.8g, Carboidrati: 61.6g, Grassi: 2,1 g

6.   Succo di zucca e mirtilli

Ingredienti:

2 tazze di zucca, tritata

2 tazze di mirtilli rossi

2 grandi arance, sbucciate

¼ di cucchiaino di cannella, in polvere

¼ di cucchiaino di noce moscata, in polvere

2 oz di acqua

Preparazione:

Sbucciare la zucca e tagliarla a metà. Togliere i semi con un cucchiaio. Tagliare due grandi spicchi e pelarli. Tagliare a piccoli pezzi e riempire le tazze. Tenere il resto per dopo.

Mettere i mirtilli in un colino e lavare sotto l'acqua fredda corrente. Scolare e mettere da parte.

Sbucciare le arance e dividerle a spicchi. Mettere da parte.

Ora, unire zucca, mirtilli e arance in uno spremiagrumi e frullare per estrarre il succo. Mantecare con cannella e noce moscata. Trasferire il tutto nei bicchieri da portata, mescolando con dell'acqua.

Aggiungere un po' di ghiaccio e servire subito.

Informazioni nutrizionali per porzione: Kcal: 248, Proteine: 6.6g, Carboidrati: 82.7g, Grassi: 0,9 g

7. Succo di frutta rosso al lime

Ingredienti:

1 tazza di barbabietole, a pezzi

3 grandi lime, pelati

1 tazza di crescione

1 grande mela verde, a pezzi

1 grande cetriolo

Preparazione:

Lavare le barbabietole e tagliare le estremità verdi. Tagliare in bocconcini e mettere da parte.

Sbucciare i lime e tagliarli longitudinalmente a metà. Mettere da parte.

Lavare il crescione accuratamente sotto l'acqua corrente fredda. Scolare e mettere da parte.

Lavare la mela e rimuovere il nocciolo. Tagliare a piccoli pezzi. Mettere da parte.

Lavare il cetriolo e tagliarlo a fette spesse. Mettere da parte.

Ora, unire barbabietole, lime, crescione, mela e cetriolo in uno spremiagrumi e frullare per estrarre il succo.

Aggiungere un po' di ghiaccio e servire.

Informazioni nutrizionali per porzione: Kcal: 211, Proteine: 6,4 g, carboidrati: 63.5g, Grassi: 1.1g

8.   Succo di fragole e ciliegie

Ingredienti:

1 tazza di fragole fresche, tritate

1 tazza di ciliegie fresche, snocciolate

1 grande limone, pelato

1 cucchiaio di miele liquido

2 oz di acqua

Preparazione:

Unire fragole e ciliegie in un colino e lavarle sotto l'acqua fredda corrente. Tagliare le fragole a pezzetti e mettere da parte. Tagliare le ciliegie a metà e rimuovere il nocciolo. Mettere da parte.

Sbucciare e tagliare il limone longitudinalmente a metà. Mettere da parte.

Ora, unire fragole, ciliegie e limone in uno spremiagrumi e frullare per estrarre il succo.

Trasferire il tutto nei bicchieri da portata, mescolando con dell'acqua e del miele.

Aggiungere un po' di ghiaccio e servire subito. Cin cin!

Informazioni nutrizionali per porzione: Kcal: 195, Proteine: 3.5g, Carboidrati: 59.8g, Grassi: 1g

9.   Succo d'arancia e broccoli

Ingredienti:

2 tazze di broccoli, tritati

2 grandi arance, sbucciate

1 piccola mela Fuji, pelata

3 cucchiai di basilico fresco, a pezzi

Una manciata di spinaci

Preparazione:

Lavare i broccoli sotto l'acqua fredda e tagliarli in piccoli pezzi. Mettere da parte.

Sbucciare le arance e dividerle a spicchi. Mettere da parte.

Lavare la mela e rimuovere il nocciolo. Tagliare in bocconcini e mettere da parte.

Lavare il basilico e gli spinaci accuratamente con un colino. Spezzare con le mani e mettere da parte.

Trasferire nei bicchieri dopo aver centrifugato il tutto.

Informazioni nutrizionali per porzione: Kcal: 195, Proteine: 3.5g, Carboidrati: 43.8g, Grassi: 1g

10. Succo di verdura salata

Ingredienti:

1 pomodoro grande

1 grande peperone rosso, tritato

1 tazza di cetriolo tritato

1 cipollotto, tritato

¼ di cucchiaino di sale dell'Himalaya

3 ml di acqua

Preparazione:

Mettere il pomodoro in una ciotola e tagliarlo in quarti. Estrarre il succo di pomodoro e mettere da parte.

Lavare il peperone e tagliarlo a metà. Togliere i semi e tagliare a pezzetti. Mettere da parte.

Lavare il cetriolo e tagliarlo a fette spesse.

Lavare il cipollotto e tritarlo in piccoli pezzi. Mettere da parte.

Ora, unire pomodoro, peperone, cetriolo e cipolla in uno spremiagrumi e frullare per estrarre il succo.

Trasferire nei bicchieri e aggiungere sale, acqua e succo di pomodoro. Aggiungere alcuni cubetti di ghiaccio prima di servire e gustare!

Informazioni nutrizionali per porzione: Kcal: 73, Proteine: 3.7g, Carboidrati: 20.1g, Grassi: 0,9 g

11. Succo di ravanelli e cavoli

Ingredienti:

3 ravanelli, a pezzi

3 grandi porri tritati

1 grande mela verde, a pezzi

1 tazza di cavolo, a pezzi

1 grande cetriolo

Una manciata di spinaci freschi, a pezzi

Preparazione:

Lavate i ravanelli e tagliare le estremità verdi. Tagliarli a piccoli pezzi e mettere da parte.

Lavare i porri e tagliarli a pezzetti. Mettere da parte.

Lavare la mela e rimuovere il nocciolo. Tagliare in bocconcini e mettere da parte.

Lavare il cetriolo e tagliarlo a fette spesse. Mettere da parte.

Unire cavoli e spinaci in un colino. Lavare accuratamente sotto acqua corrente fredda e strappare con le mani.

Ora, unire ravanelli, porri, mele, cavoli, cetrioli e spinaci in una centrifuga. Trasferire nei bicchieri e aggiungere un po' di ghiaccio prima di servire.

Cin cin!

Informazioni nutrizionali per porzione: Kcal: 315, Proteine: 10,4g, Carboidrati: 85.3g, Grassi: 2.2g

12.   Succo di albicocca e lamponi

Ingredienti:

1 tazza di albicocche, snocciolate e tritate

1 tazza di lamponi

1 grande limone, pelato

1 tazza di cetriolo tritato

1 arancia di medie dimensioni, pelata

2 oz di acqua

Preparazione:

Lavare le albicocche e tagliarle a metà. Rimuovere il nocciolo e tagliarle in bocconcini. Riempire la tazza e tenere il resto per qualche altro succo di frutta.

Mettere i lamponi in un colino e lavarli accuratamente sotto acqua corrente fredda. Scolare e mettere da parte.

Sbucciare e tagliare il limone longitudinalmente a metà. Mettere da parte.

Sbucciare l'arancia e dividerla a spicchi. Mettere da parte.

Ora, unire albicocche, lamponi, limone e arancia in uno spremiagrumi e frullare per estrarre il succo.

Trasferire nei bicchieri e mescolare con acqua. Aggiungere un po' di ghiaccio e servire subito.

Informazioni nutrizionali per porzione: Kcal: 166, Proteine: 6g, Carboidrati: 55.7g, Grassi: 1,8 g

13.   Succo di frutta alla zucca e asparagi

Ingredienti:

1 tazza di asparagi freschi, tagliati

1 tazza di zucca, tritata

1 grande melone, pelato

1 carota grande

1 grande kiwi, pelato

1 grande cetriolo

Preparazione:

Lavare gli asparagi e tagliare le estremità legnose. Tagliare in bocconcini e mettere da parte.

Lavare la zucca e tagliarla a metà. Togliere i semi con un cucchiaio. Tagliare a piccoli pezzi e riempire la tazza. Tenere il resto per un altro succo di frutta.

Tagliare il melone longitudinalmente a metà. Togliere i semi con un cucchiaio. Tagliare una grande fetta e sbucciarla. Tagliare a piccoli pezzi e riempire la tazza. Avvolgere il resto del melone in un foglio di plastica e conservare in frigorifero.

Sbucciate il kiwi e tagliarlo longitudinalmente a metà. Mettere da parte.

Lavare la carota e il cetriolo e tagliarli a fette spesse. Mettere da parte.

Ora, frullare asparagi, zucca, melone, carota, kiwi, e cetriolo in una centrifuga.

Trasferire nei bicchieri da portata e aggiungere un po' di ghiaccio prima di servire.

Cin cin!

Informazioni nutrizionali per porzione: Kcal: 183, Proteine: 8,5 g, carboidrati: 52.6g, Grassi: 1,6 g

14.   Succo di kiwi e zucchine

Ingredienti:

3 grandi kiwi, pelati

1 grande zucchine, senza semi

1 grande lime, pelati

1 tazza di semi di melograno

1 grande arancia, pelata

Preparazione:

Sbucciare i kiwi e tagliarli longitudinalmente a metà. Mettere da parte.

Lavare le zucchine e tagliarle a metà. Togliere i semi con un cucchiaio. Tagliare a piccoli pezzi e mettere da parte.

Sbucciare il lime e tagliarlo longitudinalmente a metà. Mettere da parte.

Tagliare la parte superiore del frutto del melograno con un coltello affilato. Togliere ciascuna delle membrane bianche all'interno del frutto. Togliere i semi e riempire una tazza e mettere da parte.

Sbucciare l'arancia e dividerla a spicchi. Mettere da parte.

Ora, frullare kiwi, zucchine, lime, semi di melograno e arancia in uno spremiagrumi.

Trasferire nei bicchieri e aggiungere alcuni cubetti di ghiaccio prima di servire.

Informazioni nutrizionali per porzione: Kcal: 183, Proteine: 8,5 g, carboidrati: 52.6g, Grassi: 1,6 g

15.   Succo di menta piperita

Ingredienti:

2 grandi limoni, pelati

1 grande lime, pelati

2 grandi arance, sbucciate

1 tazza di menta fresca, a pezzi

¼ di cucchiaino di estratto di menta piperita puro

Preparazione:

Sbucciare limoni e lime. Tagliarli longitudinalmente a metà e mettere da parte.

Sbucciare l'arancia e dividerla a spicchi. Mettere da parte.

Mettere la menta in un colino e lavare accuratamente sotto acqua corrente fredda. Scolare e spezzare con le mani. Mettere da parte.

Informazioni nutrizionali per porzione: Kcal: 178, Proteine: 5,8 g, carboidrati: 61.5g, Grassi: 1.1g

16.   Succo di mango e mirtillo

Ingredienti:

1 tazza di pezzi di mango

1 tazza di mirtilli

1 grande cetriolo

1 mela verde di medie dimensioni, pelata

2 oz di acqua

Preparazione:

Lavare il mango e tagliarlo a tocchetti. Riempire la tazza e tenere il resto per qualche altro succo di frutta. Mettere da parte.

Mettere i mirtilli in un colino e lavare sotto l'acqua fredda corrente. Scolare e mettere da parte.

Lavare la mela e rimuovere il nocciolo. Tagliare in bocconcini e mettere da parte.

Ora, unire mango, mirtilli e mele in uno spremiagrumi e frullare per estrarre il succo.

Trasferire nei bicchieri e mescolare con acqua. Aggiungere un po' di ghiaccio prima di servire e gustare!

Informazioni nutrizionali per porzione: Kcal: 178, Proteine: 5,8 g, carboidrati: 61.5g, Grassi: 1.1g

17. Succo di melone e vaniglia

Ingredienti:

1 tazza di cocomero, senza semi

1 tazza di melone, senza semi

1 grande mela verde, senza semi

1 banana di medie dimensioni

¼ cucchiaino di estratto di vaniglia

2 oz di acqua

Preparazione:

Tagliate l'anguria nel senso della lunghezza. Per una tazza, ci sarà bisogno di una bella fetta. Sbucciare e tagliare a tocchetti. Togliere i semi e mettere da parte. Tenere il resto del melone per altri succhi di frutta.

Tagliare il melone a metà. Togliere i semi e la polpa. Tagliare due spicchi e pelarli. Tagliare a pezzi e mettere da parte. Tenere il resto del melone in frigorifero.

Lavare la mela e rimuovere il nocciolo. Tagliare in bocconcini e mettere da parte.

Sbucciare la banana e tagliarla in piccoli pezzi. Mettere da parte.

Ora, unire anguria, melone, mela, banana in uno spremiagrumi e frullare per estrarre il succo.

Trasferire nei bicchieri, mescolare con l'estratto di vaniglia e l'acqua. Aggiungere un po' di ghiaccio e servire subito.

Cin cin!

Informazioni nutrizionali per porzione: Kcal: 294, Proteine: 4.6g, Carboidrati: 83.3g, Grassi: 1.3g

18.   Succo di carota e lattuga

Ingredienti:

4 grandi carote

1 tazza di lattuga a foglia rossa, strappata

1 grande limone, pelato

1 grande mela rossa, senza semi

Preparazione:

Lavare le carote e tagliarle a fette spesse. Mettere da parte.

Lavare la lattuga accuratamente sotto acqua corrente fredda. Spezzare con le mani e mettere da parte.

Sbucciare e tagliare il limone longitudinalmente a metà. Mettere da parte.

Lavare la mela e rimuovere il nocciolo. Tagliare in bocconcini e mettere da parte.

Ora, unire carote, lattuga, limone, mela in uno spremiagrumi. Trasferire nei bicchieri e aggiungere un po' di ghiaccio prima di servire.

Cin cin!

Informazioni nutrizionali per porzione: Kcal: 231, Proteine: 4.4g, Carboidrati: 70g, Grassi: 1,4 g

19.   Succo di pomodoro piccante

Ingredienti:

2 grossi pomodori tipo Roma

1 gambo di sedano grande

1 tazza di cetriolo, a fette

¼ di cucchiaino di sale dell'Himalaya

¼ cucchiaino di pepe nero macinato

¼ cucchiaino di pepe di Caienna, in polvere

Preparazione:

Mettere il pomodoro in una ciotola media. Tagliare in quarti e raccogliere il succo di pomodoro durante il taglio. Mettere da parte.

Lavare il sedano e tagliarlo in piccoli pezzi e mettere da parte.

Lavare il cetriolo e tagliarlo a fette spesse. Mettere da parte.

Ora, unire pomodoro, sedano e cetriolo in uno spremiagrumi e frullare per estrarre il succo.

Trasferire nei bicchieri aggiungendo il sale, il pepe nero e il pepe di Caienna.

Aggiungere un po' di ghiaccio prima di servire e gustare!

Informazioni nutrizionali per porzione: Kcal: 61, Proteine: 3.9g, Carboidrati: 17.9g, Grassi: 0,9 g

20. Succo proteico al carciofo

Ingredienti:

1 grande testa di carciofo

1 grande lime, pelato

1 tazza di cavolo, a pezzi

1 grande cetriolo

Una manciata di spinaci, a pezzi

Preparazione:

Tagliare le foglie esterne del carciofo con un coltello affilato. Tagliare a piccoli pezzi e mettere da parte.

Sbucciare il lime e tagliare longitudinalmente a metà. Mettere da parte.

Lavare cavolo e spinaci accuratamente sotto acqua corrente fredda. Scolare e spezzare con le mani. Mettere da parte.

Lavare il cetriolo e tagliarlo a fette spesse. Mettere da parte.

Ora, unire carciofo, lime, cavoli, cetrioli e spinaci in uno spremiagrumi e frullare per estrarre il succo.

Trasferire nei bicchieri e aggiungere un po' di ghiaccio prima di servire.

Cin cin!

Informazioni nutrizionali per porzione: Kcal: 117, Proteine: 11.1g, Carboidrati: 38.6g, Grassi: 1.3g

21.   Succo salato al peperone

Ingredienti:

1 grande peperone rosso, senza semi

1 grande peperone verde, senza semi

1 finocchio grande

1 carota grande

1 tazza di bietole svizzere, tritate

¼ cucchiaino di pepe di Caienna, in polvere

¼ di cucchiaino di sale

Preparazione:

Lavare i peperoni e tagliarli a metà. Togliere i semi e farli a fettine. Mettere da parte.

Lavare il finocchio e tagliare gli strati esterni avvizziti. Tagliare a piccoli pezzi e mettere da parte.

Lavare la carota e tagliarla a fette spesse. Mettere da parte.

Lavare la bietola accuratamente sotto acqua corrente fredda. Scolare e tritare. Riempire la tazza e tenere il resto per qualche altro succo di frutta. Mettere da parte.

Ora, unire peperoni, finocchi, carote, bietole in uno spremiagrumi e frullare per estrarre il succo. Trasferire nei bicchieri e aggiungere alcuni cubetti di ghiaccio prima di servire.

Informazioni nutrizionali per porzione: Kcal: 130, Proteine: 7.2g, Carboidrati: 42.8g, Grassi: 1,4 g

22.   Dolce succo di mirtillo

Ingredienti:

1 tazza di mirtilli

1 grande limone, pelato

1 grande arancia, pelata

1 grande mela verde, senza semi

1 cucchiaio di miele liquido

Preparazione:

Mettere i mirtilli in un colino e lavare sotto l'acqua fredda corrente. Scolare e mettere da parte.

Sbucciare e tagliare il limone longitudinalmente a metà. Mettere da parte.

Sbucciare l'arancia e dividere a spicchi. Mettere da parte.

Lavare la mela e rimuovere il nocciolo. Tagliare in bocconcini e mettere da parte.

Ora, unire i mirtilli, limone, arancia e mela in uno spremiagrumi e frullate per estrarre il succo.

Trasferire nei bicchieri e aggiungete il miele liquido.

Aggiungere alcuni cubetti di ghiaccio o mettere in frigorifero prima di servire.

Informazioni nutrizionali per porzione: Kcal: 305, Proteine: 4.3g, Carboidrati: 76.5g, Grassi: 1.3g

23. Succo al cavolo e porri

Ingredienti:

3 tazze di cavolo verde, tritato

3 grandi porri

1 tazza di broccoli, tritati

1 grande cetriolo

1 piccola fetta di zenzero, 1 pollice

Preparazione:

Lavare il cavolo accuratamente sotto acqua corrente fredda usando un colino. Scolare e grossolanamente tritarlo. Mettere da parte.

Lavare i porri e tagliarli a pezzetti. Mettere da parte.

Lavare i broccoli e tagliarli in bocconcini. Riempire la tazza e tenere il resto per qualche altro succo di frutta.

Lavare il cetriolo e tagliarlo a fette spesse. Mettere da parte.

Sbucciare la fetta di radice di zenzero e mettere da parte.

Ora, unire cavoli, porri, broccoli, cetrioli e zenzero in una centrifuga.

Trasferire nei bicchieri e conservare in frigorifero per 30 minuti prima di servire.

Informazioni nutrizionali per porzione: Kcal: 275, Proteine: 17.2g, Carboidrati: 72.7g, Grassi: 3.3g

24.   Succo di barbabietola e melograno

Ingredienti:

2 grandi barbabietole, tagliate

1 tazza di semi di melograno

1 grande cetriolo

1 piccola fetta di zenzero, 1 pollice

2 oz di acqua

Preparazione:

Lavare le barbabietole e tagliare le estremità verdi. Tagliare a piccoli pezzi e mettere da parte.

Tagliare la parte superiore del frutto di melograno con un coltello affilato. Togliere ciascuna delle membrane bianche all'interno del frutto. Togliere semi riempiendo una tazza e mettere da parte.

Lavare il cetriolo e tagliarlo a fette spesse. Mettere da parte.

Sbucciare lo zenzero e mettere da parte.

Ora, unire barbabietole, semi di melograno, cetrioli e zenzero in una centrifuga.

Trasferire nei bicchieri e aggiungere alcuni cubetti di ghiaccio o far riposare in frigorifero prima di servire.

Informazioni nutrizionali per porzione: Kcal: 180, Proteine: 7.4g, Carboidrati: 51.7g, Grassi: 1,8 g

25. Succo di ananas e miele

Ingredienti:

1 tazza di ananas, tritato

1 tazza di albicocche, denocciolate e dimezzate

1 grande cetriolo

1 cucchiaio di miele liquido

2 oz di acqua

Preparazione:

Tagliare la parte superiore di un ananas e sbucciarlo utilizzando una lama affilata. Tagliarlo a piccoli pezzi e riempire la tazza. Tenere il resto dell'ananas in frigorifero.

Lavare le albicocche e tagliarle a metà. Rimuovere i noccioli e tagliarle in bocconcini. Riempire la tazza e tenere il resto per qualche altro succo di frutta.

Lavare il cetriolo e tagliarlo a fette spesse. Mettere da parte.

Ora, unire ananas, albicocche, e cetriolo in uno spremiagrumi e frullare per estrarre il succo.

Trasferire nei bicchieri e mantecare con il miele liquido e acqua.

Aggiungete un po' di ghiaccio prima di servire e gustare!

Informazioni nutrizionali per porzione: Kcal: 234, Proteine: 5g, carboidrati: 49.8g, Grassi: 1.1g

26. Succo di melone e mela

Ingredienti:

2 grandi fette di melone

1 grande limone, pelato

1 grande mela verde, senza semi

1 arancia di medie dimensioni, pelata

2 oz di acqua

Preparazione:

Tagliare il melone longitudinalmente a metà. Togliere i semi con un cucchiaio. Tagliare due grandi spicchi e pelarli. Tagliare a piccoli pezzi e riempire la tazza. Avvolgere il resto del melone in un foglio di plastica e conservare in frigorifero.

Sbucciare e tagliare il limone longitudinalmente a metà. Mettere da parte.

Lavare la mela e rimuovere il nocciolo. Tagliare in bocconcini e mettere da parte.

Sbucciare l'arancia e dividere a spicchi. Mettere da parte.

Ora, unire melone, limone, mela, e l'arancia in uno spremiagrumi e frullare per estrarre il succo. Trasferire nei bicchieri e aggiungere un po' di ghiaccio prima di servire.

Cin cin!

Informazioni nutrizionali per porzione: Kcal: 263, Proteine: 4,5 g, carboidrati: 77.9g, Grassi: 1.1g

27. Succo di asparagi e porri

Ingredienti:

2 grandi porri

1 tazza di asparagi, pelati

1 tazza di zucca gialla, tritata

1 tazza di lattuga romana, tritata

2 cucchiai di prezzemolo fresco tritato

1 grande cetriolo

Preparazione:

Lavare i porri e tagliarli a pezzetti. Mettere da parte.

Lavare gli asparagi e tagliare le estremità legnose. Tritare in piccoli pezzi e mettere da parte.

Sbucciare la zucca e tagliarla a metà. Togliere i semi con un cucchiaio. Tagliare una grande fetta e sbucciarla. Tagliare a piccoli pezzi e riempire la tazza. Tenere il resto per qualche altro succo di frutta.

Unire lattuga e prezzemolo in un colino e lavare accuratamente sotto acqua corrente fredda. Scolare e tritare.

Lavare il cetriolo e tagliare a fette spesse. Mettere da parte.

Ora, unire porri, asparagi, zucca, lattuga, prezzemolo e cetriolo in una centrifuga. Trasferire nei bicchieri e aggiungere un po' di ghiaccio, o far riposare in frigo per 20 minuti prima di servire.

Informazioni nutrizionali per porzione: Kcal: 185, Proteine: 9.5g, Carboidrati: 50.8g, Grassi: 1.3g

28.   Succo dolce patate e curcuma

Ingredienti:

1 tazza di patata dolce, tritata

2 carote grandi

1 piccola testa cavolfiore

¼ cucchiaino di curcuma, in polvere

¼ di cucchiaino di sale dell'Himalaya

3 ml di acqua

Preparazione:

Sbucciare la patata dolce e tagliarla in piccoli pezzi. Riempire la tazza e tenere il resto per qualche altro succo di frutta.

Lavare le carote e tagliarle a fettine sottili. Mettere da parte.

Tagliare le foglie esterne di cavolfiore. Lavare e tagliare a piccoli pezzi. Mettere da parte.

Ora, unire patate dolci, carote, cavolfiori in uno spremiagrumi e frullare per estrarre il succo.

Trasferire nei bicchieri e mantecare con il curcuma, sale e acqua.

Mettere in frigorifero per 30 minuti prima di servire.

Informazioni nutrizionali per porzione: Kcal: 187, Proteine: 8,5 g, Carboidrati: 53.7g, Grassi: 1.1g

29. Succo di fragola e vaniglia

Ingredienti:

1 tazza di fragole, dimezzate

1 grande arancia, pelata

1 piccola mela verde, senza semi

3 once di acqua di cocco

¼ cucchiaino di estratto di vaniglia

Preparazione:

Mettere le fragole in un colino e lavare sotto l'acqua fredda corrente. Drenare e tagliare a metà. Mettere da parte.

Sbucciare l'arancia e dividere a spicchi. Mettere da parte.

Lavare la mela e rimuovere il nocciolo. Tagliare in bocconcini e mettere da parte.

Ora, unire fragole, arancia, mela in uno spremiagrumi e frullare per estrarre il succo.

Trasferire nei bicchieri e aggiungere un po' di ghiaccio prima di servire.

Cin cin!

Informazioni nutrizionali per porzione: Kcal: 211, Proteine: 3.5g, Carboidrati: 58g, Grassi: 0,9 g

30.   Succo di frutta tropicale

Ingredienti:

1 tazza di papaia, tritata

1 tazza di mango, tritato

1 grande arancia, pelata

1 grande lime, pelato

3 once di acqua di cocco

1 cucchiaio di miele

Preparazione:

Sbucciare la papaya e tagliarla longitudinalmente a metà. Togliere i semi neri con un cucchiaio. Tagliare a piccoli pezzi e riempire la tazza. Tenere il resto per qualche altro succo di frutta.

Lavare il mango e tagliarlo a tocchetti. Mettere da parte.

Sbucciare l'arancia e dividerla a spicchi. Mettere da parte.

Sbucciare il lime e tagliarlo longitudinalmente a metà. Mettere da parte.

Ora, unire papaya, mango, arancia e lime in uno spremiagrumi e frullare per estrarre il succo.

Trasferire nei bicchieri e mescolare con acqua di cocco e miele. Aggiungere un po' di ghiaccio prima di servire e gustare!

Informazioni nutrizionali per porzione: Kcal: 295, Proteine: 3.9g, Carboidrati: 75g, Grassi: 1,2 g

31. Succo di bietole e cavolo

Ingredienti:

2 tazze di bietole svizzere, strappate

1 tazza di cavolo, a pezzi

1 grande lime, pelato

1 grande cetriolo

1 tazza di bietole, tritate

1 tazza di lattuga romana, tritata

¼ di cucchiaino di sale dell'Himalaya

Preparazione:

Unire bietole svizzere, lattuga e cavoli in un colino e lavare accuratamente sotto acqua corrente fredda. Scolare e strappare con le mani. Mettere da parte.

Sbucciare il lime e tagliarlo longitudinalmente a metà. Mettere da parte.

Lavare il cetriolo e tagliarlo a fette spesse. Mettere da parte.

Lavare le bietole a fondo e tritarle. Riempire la tazza e tenere il resto per qualche altro succo di frutta.

Ora, unire bietole svizzere, lattuga, cavolo verde, lime, cetrioli, e bietole in uno spremiagrumi e frullare per estrarre il succo.

Trasferire nei bicchieri e aggiungere il sale. Aggiungere un po' di ghiaccio e servire subito.

Informazioni nutrizionali per porzione: Kcal: 88, Proteine: 7,7 g, carboidrati: 26.3g, Grassi: 1.3g

32. Succo di prugne e mele

Ingredienti:

3 grandi prugne, snocciolate

1 grande mela, senza semi

1 grande arancia, pelata

1 piccola fetta di zenzero, 1 pollice

2 oz di acqua

Preparazione:

Lavare le prugne e tagliarle a metà. Rimuovere i noccioli e tagliarle a pezzetti. Mettere da parte.

Lavare la mela e rimuovere il nocciolo. Tagliare in bocconcini e mettere da parte.

Sbucciare l'arancia e dividerla a spicchi. Mettere da parte.

Sbucciare la radice di zenzero e mettere da parte.

Ora, unire prugne, mele, arancia e zenzero in uno spremiagrumi e frullare per estrarre il succo. Trasferire nei bicchieri e aggiungere un po' di ghiaccio prima di servire.

Cin cin!

Informazioni nutrizionali per porzione: Kcal: 88, Proteine: 7,7 g, carboidrati: 26.3g, Grassi: 1.3g

33. Succo verde di cavolo e broccoli

Ingredienti:

2 tazze di cavolo, tritato

2 tazze di broccoli, tritati

1 tazza di basilico fresco, tritato

1 grande cetriolo

¼ di cucchiaino di sale dell'Himalaya

2 oz di acqua

Preparazione:

Unire cavolo e basilico in un colino. Lavare abbondantemente con acqua fredda e scolare. Tritare grossolanamente e mettere da parte.

Lavare i broccoli e tagliarli in piccoli pezzi. Mettere da parte.

Lavare il cetriolo e tagliarlo a fette spesse. Mettere da parte.

Ora, unire cavolo, basilico, broccoli e cetriolo in uno spremiagrumi e frullare per estrarre il succo. Trasferire nei bicchieri e aggiungere un po' di ghiaccio prima di servire.

Cin cin!

Informazioni nutrizionali per porzione: Kcal: 97, Proteine: 10.1g, Carboidrati: 27,5 g, Grassi: 1,6 g

34.   Succo di more e kiwi

Ingredienti:

2 tazze di more

2 grandi kiwi, pelati

1 grande mela Fuji, senza semi

1 tazza di cocomero, senza semi

2 once di acqua di cocco

Preparazione:

Lavare i mirtilli sotto l'acqua fredda con un colino. Scolare e mettere da parte.

Sbucciare i kiwi e tagliarli longitudinalmente a metà. Mettere da parte.

Lavare la mela e rimuovere il nocciolo. Tagliare in bocconcini e mettere da parte.

Tagliate l'anguria a metà. Prendere una grande fetta e sbucciarla. Tritarla in piccoli pezzi e togliere i semi. Riempire la tazza e conservare in frigorifero il resto per qualche altro succo di frutta.

Ora, unire i mirtilli, kiwi, mele e cocomero in uno spremiagrumi e frullare per estrarre il succo. Trasferire nei bicchieri e mescolare con acqua di cocco.

Aggiungere un po' di ghiaccio e servire subito.

Informazioni nutrizionali per porzione: Kcal: 315, Proteine: 7.2g, Carboidrati: 97.9g, Grassi: 2.8g

35.   Succo salato di ravanello e rucola

Ingredienti:

5 grandi ravanelli, tagliati

1 tazza di rucola, a pezzi

1 porro grande, tritato

1 grande peperone verde, senza semi

1 grande cetriolo

¼ di cucchiaino di sale dell'Himalaya

Preparazione:

Lavare i ravanelli e tagliare le parti verdi. Tagliarli in bocconcini e mettere da parte.

Lavare la rucola accuratamente sotto acqua corrente fredda e strapparla con le mani. Mettere da parte.

Lavare il porro e tagliarlo a pezzetti. Mettere da parte.

Lavare il peperone e tagliarlo a metà. Togliere i semi e tagliarlo a pezzetti. Mettere da parte.

Lavare il cetriolo e tagliarlo in pezzi di medio spessore. Mettere da parte.

Ora, unire ravanelli, rucola, porro, peperone e cetriolo in una centrifuga. Trasferire nei bicchieri e aggiungere il sale. Mettere in frigorifero per 20 minuti prima di servire.

Informazioni nutrizionali per porzione: Kcal: 130, Proteine: 7.9g, Carboidrati: 37.8g, Grassi: 1.1g

36. Succo di agrumi e avocado

Ingredienti:

1 tazza di pezzi di avocado

1 grande cetriolo

1 grande lime, pelato

1 grande limone, pelato

2 oz di acqua

Preparazione:

Sbucciare l'avocado e tagliarlo a metà. Rimuovere il nocciolo e tagliarlo a pezzi. Riempire la tazza e tenere il resto per qualche altro succo di frutta.

Lavare il cetriolo e tagliarlo a fette spesse. Mettere da parte.

Sbucciare il lime e il limone. Tagliarli longitudinalmente a metà e mettere da parte.

Ora, unire avocado, cetriolo, lime e limone in uno spremiagrumi e frullare per estrarre il succo.

Trasferire nei bicchieri e mescolare con acqua. Aggiungere un po' di ghiaccio prima di servire o refrigerare per 30 minuti.

Cin cin!

Informazioni nutrizionali per porzione: Kcal: 260, Proteine: 5,8 g, carboidrati: 32.8g, Grassi: 22,5 g

37. Succo d'uva rossa e ciliegia

Ingredienti:

2 tazze di uva rossa

1 tazza di ciliegie, snocciolate

1 mela Fuji di medie dimensioni, senza semi

2 cucchiai di menta fresca, tritata

1 cucchiaio di miele liquido

2 oz di acqua

Preparazione:

Unire l'uva e le ciliegie in un grande colino. Lavare sotto acqua corrente fredda e scolare. Tagliare le ciliegie a metà e rimuovere il nocciolo. Mettere da parte.

Lavare la mela e rimuovere il nocciolo. Tagliare in bocconcini e mettere da parte.

Lavare la menta e tritarla. Mettere da parte.

Ora, unire uva, ciliegie, mele e menta in uno spremiagrumi e frullare per estrarre il succo.

Trasferire nei bicchieri e aggiungere un po' di ghiaccio prima di servire.

Informazioni nutrizionali per porzione: Kcal: 369, Proteine: 3.5g, Carboidrati: 104g, Grassi: 1,4 g

38.   Succo zenzero e pesca

Ingredienti:

2 grandi pesche, snocciolate e tritate

1 mela di medie dimensioni, senza semi

1 grande arancia, pelata

1 piccola fetta zenzero, 1 pollice

1 cucchiaio di miele

2 oz di acqua

Preparazione:

Lavare le pesche e tagliarle a metà. Rimuovere i noccioli e tagliarle a pezzetti.

Lavare la mela e rimuovere il nocciolo. Tagliare in bocconcini e mettere da parte.

Sbucciare l'arancia e dividerla in spicchi. Mettere da parte.

Sbucciare la fetta di radice di zenzero e mettere da parte.

Ora, unire pesche, mela, arancia e zenzero in una centrifuga.

Trasferire nei bicchieri e mantecare con miele e acqua.

Aggiungere un paio di cubetti di ghiaccio prima di servire e gustare!

Informazioni nutrizionali per porzione: Kcal: 323, Proteine: 5,6 g, carboidrati: 97.4g, Grassi: 1,4 g

39. Succo di carota e zucchini

Ingredienti:

2 grandi zucchine tritate

1 carota grande

1 tazza di cavolo viola, tritato

1 grande peperone rosso, senza semi

¼ di cucchiaino di sale dell'Himalaya

Preparazione:

Sbucciare le zucchine e tagliarle a metà. Raschiare i semi e tagliarle in piccoli pezzi. Mettere da parte.

Lavare la carota e tagliarla a fette spesse. Mettere da parte.

Lavare il cavolo accuratamente sotto acqua corrente fredda e tritarlo. Riempire la tazza e tenere il resto per qualche altro succo di frutta.

Lavare il peperone e tagliarlo a metà. Togliere i semi e tagliarlo a fettine.

Ora, unire zucchine, carote, cavoli, e peperone in uno spremiagrumi e frullare per estrarre il succo.

Aggiungere alcuni cubetti di ghiaccio prima di servire e gustare.

Informazioni nutrizionali per porzione: Kcal: 163, Proteine: 11.4g, Carboidrati: 43.4g, Grassi: 2.8g

40.   Succo di pomodoro e rosmarino

Ingredienti:

1 tazza di pomodori ciliegia

2 tazze di bietole

1 grande peperone rosso, senza semi

1 tazza di sedano, tritato

1 piccolo rametto di rosmarino

Preparazione:

Lavare i pomodorini e metterli in una ciotola. Tagliarli a metà e riempire la tazza. Tenere da parte il succo di pomodoro, mentre si taglia. Mettere da parte.

Unire bietole e sedano in un colino e lavare accuratamente sotto acqua corrente fredda. Tritare grossolanamente e mettere da parte.

Lavare il peperone e tagliarlo a metà. Togliere i semi e tagliarlo a pezzetti. Mettere da parte.

Ora, unire pomodori ciliegia, bietole, peperone e il sedano in uno spremiagrumi e frullare per estrarre il succo.

Trasferire nei bicchieri, mantecare con il succo di pomodoro e cospargere con un po' di rosmarino per dare sapore.

Cin cin!

Informazioni nutrizionali per porzione: Kcal: 71, Proteine: 5.5g, Carboidrati: 22.8g, Grassi: 1.1g

41. Succo di pompelmo e mango

Ingredienti:

1 grande pompelmo

1 tazza di pezzi di mango

1 piccola mela Granny Smith, senza semi

1 grande limone, pelato

1 piccola fetta zenzero, 1 pollice

3 once di acqua di cocco

Preparazione:

Sbucciare il pompelmo e dividerlo in spicchi. Mettere da parte.

Lavare il mango e tagliarlo a tocchetti. Riempire la tazza e tenere il resto per qualche altro succo di frutta.

Lavare la mela e rimuovere il nocciolo. Tagliarla in bocconcini e mettere da parte.

Sbucciare e tagliare il limone longitudinalmente a metà. Mettere da parte.

Sbucciare la fetta di radice di zenzero e mettere da parte.

Ora, unire pompelmo, mango, mela, limone e zenzero in una centrifuga. Trasferire nei bicchieri e mescolare con acqua di cocco.

Mettete in frigorifero per 20 minuti prima di servire.

Informazioni nutrizionali per porzione: Kcal: 71, Proteine: 5.5g, Carboidrati: 22.8g, Grassi: 1.1g

42. Succo di frutta verde scuro

Ingredienti:

1 finocchio grande

1 grande testa di carciofo

1 tazza di cavolo, tritato

1 tazza di asparagi, pelati

1 tazza di cavolini di Bruxelles, pelati

1 tazza di bietole, tritate

¼ cucchiaino di pepe di Caienna, in polvere

Preparazione:

Lavare il finocchio e tagliare gli strati esterni avvizziti. Tagliarlo in piccoli pezzi e mettere da parte.

Tagliare le foglie esterne del carciofo. Lavarlo e tagliarlo in piccoli pezzi. Mettere da parte.

Unire cavoli rapa e bietola in un colino e lavare sotto l'acqua fredda corrente. Tritare grossolanamente e mettere da parte.

Lavare gli asparagi e tagliare le estremità legnose. Tagliarli in piccoli pezzi e mettere da parte.

Lavare i cavolini di Bruxelles e tagliare gli strati esterni. Tagliarli a metà e mettere da parte.

Ora, unire finocchio, carciofo, cavolo, asparagi, cavolini di Bruxelles e bietole in una centrifuga. Trasferire nei bicchieri e aggiungere il pepe di Caienna.

Mettete in frigorifero per 15 minuti prima di servire.

Informazioni nutrizionali per porzione: Kcal: 154, Proteine: 17.6g, Carboidrati: 54.4g, Grassi: 1,8 g

43. Succo di rapa e zucchine

Ingredienti:

1 tazza di rapa

1 grande zucchina, tagliata

1 tazza di senape, tritata

1 tazza di basilico fresco, tritato

1 grande cetriolo

Una manciata di spinaci

Preparazione:

Lavare le cime di rapa accuratamente e tritarle grossolanamente. Riempire la tazza e tenere il resto per qualche altro succo di frutta.

Sbucciare le zucchine e tagliarle a metà. Raschiare i semi con un cucchiaio. Tagliare a piccoli pezzi e mettere da parte.

Unire senape, basilico e gli spinaci in un colino. Lavare accuratamente sotto acqua corrente fredda e tritare. Mettere da parte.

Lavare il cetriolo e tagliarlo a fette spesse. Mettere da parte.

Ora, unire rapa, zucchine, senape, basilico, cetrioli e spinaci in una centrifuga.

Trasferire nei bicchieri e aggiungere alcuni cubetti di ghiaccio prima di servire.

Cin cin!

Informazioni nutrizionali per porzione: Kcal: 154, Proteine: 17.6g, Carboidrati: 54.4g, Grassi: 1,8 g

44. Succo di mirtillo

Ingredienti:

1 tazza di melone, tritato

1 tazza di mirtilli rossi

1 tazza di cocomero, senza semi

1 grande limone, pelato

1 piccola mela gialla, senza semi

1 piccola fetta radice di zenzero

Preparazione:

Tagliare il melone a metà. Togliere i semi e la polpa. Tagliare due spicchi e pelarli. Tagliare a pezzi e riempire la tazza. Tenere il resto del melone in frigorifero.

Lavare i mirtilli rossi sotto l'acqua fredda con un colino. Scolare e mettere da parte.

Tagliare l'anguria a metà nel senso della lunghezza. Per una tazza, servirà una grande fetta. Sbucciarla e tagliarla a tocchetti. Togliere i semi e mettere da parte.

Sbucciare e tagliare il limone longitudinalmente a metà. Mettere da parte.

Lavare la mela e rimuovere il nocciolo. Tagliarla in bocconcini e mettere da parte.

Sbucciare la radice di zenzero e mettere da parte.

Ora, unire melone, mirtilli, anguria, limone, mela e zenzero in uno spremiagrumi e frullare per estrarre il succo.

Trasferire nei bicchieri e aggiungere un po' di ghiaccio prima di servire.

Informazioni nutrizionali per porzione: Kcal: 194, Proteine: 3.6g, Carboidrati: 59.7g, Grassi: 1.1g

45.   Succo di lime

Ingredienti:

1 grande lime, pelato

1 grande guava, tritato

1 grande arancia, pelata

1 mela di medie dimensioni, senza semi

3 ml di acqua

Preparazione:

Sbucciare il lime e tagliarlo longitudinalmente a metà. Mettere da parte.

Sbucciare e lavare il guava. Tagliarlo a piccoli pezzi e mettere da parte.

Sbucciare l'arancia e dividerla a spicchi. Mettere da parte.

Lavare la mela e rimuovere il nocciolo. Tagliarla in bocconcini e mettere da parte.

Ora, unire lime, guava, arancia, mela in uno spremiagrumi e frullare per estrarre il succo.

Trasferire nei bicchieri e mescolare con acqua. Aggiungere un po' di ghiaccio e servire subito.

Informazioni nutrizionali per porzione: Kcal: 163, Proteine: 3.5g, Carboidrati: 49.7g, Grassi: 1g

46. Succo di barbabietola

Ingredienti:

2 tazze di barbabietole, ripulite

1 tazza di lattuga romana, tritata

1 tazza di sedano, tritato

1 tazza di crescione tritato

1 tazza di basilico tritato

Una manciata di spinaci

¼ di cucchiaino di sale dell'Himalaya

2 oz di acqua

Preparazione:

Lavare le barbabietole e tagliare le parti verdi. Tagliarle in bocconcini e mettere da parte.

Unire lattuga, sedano, crescione, basilico, e spinaci in un colino. Lavare abbondantemente con acqua fredda e scolare. Tritare grossolanamente e mettere da parte.

Ora, unire barbabietole, lattuga, sedano, crescione, basilico e spinaci in una centrifuga.

Trasferire nei bicchieri e aggiungere il sale e l'acqua. Aggiungere alcuni cubetti di ghiaccio prima di servire e gustare!

Informazioni nutrizionali per porzione: Kcal: 111, Proteine: 8.1g, Carboidrati: 32.7g, Grassi: 1.1g

47. Succo di lampone e pesca

Ingredienti:

1 tazza di lamponi

1 grande pesca, snocciolata e dimezzata

1 grande mela verde, senza semi

1 tazza di melone, tritato

1 piccola fetta di zenzero, 1 pollice

1 cucchiaio di miele liquido

Preparazione:

Lavare i lamponi sotto l'acqua fredda con un colino. Scolare e mettere da parte.

Lavare la pesca e tagliarla a metà. Rimuovere il nocciolo e tagliarla in piccoli pezzi. Mettere da parte.

Lavare la mela e rimuovere il nocciolo. Tagliare in bocconcini e mettere da parte.

Tagliare il melone a metà. Togliere i semi e la polpa. Tagliare due spicchi e pelarli. Tagliare a pezzi e riempire la tazza. Tenere il resto del melone in frigorifero.

Sbucciare la fetta di radice di zenzero e mettere da parte.

Ora, unire lamponi, pesca, mela, melone, e zenzero in uno spremiagrumi e frullare per estrarre il succo.

Aggiungete un po' di ghiaccio o mettere in frigorifero prima di servire.

Informazioni nutrizionali per porzione: Kcal: 295, Proteine: 5,3 g, carboidrati: 89.5g, Grassi: 1.9g

48.   Succo di carota e agave

Ingredienti:

3 carote grandi

1 tazza di barbabietole, ripulite e tagliate

1 grande cetriolo

1 grande arancia, pelata

2 oz di acqua

½ cucchiaino di nettare di agave

Preparazione:

Lavare le carote e tagliarle a fette spesse. Mettere da parte.

Lavare le barbabietole e tagliare le parti verdi. Tagliarle in bocconcini e riempire la tazza. Tenere il resto per qualche altro succo di frutta.

Lavare il cetriolo e tagliarlo a fette spesse. Mettere da parte.

Sbucciare l'arancia e dividerla a spicchi. Mettere da parte.

Ora, unire carote, barbabietole, cetriolo, e arancio in uno spremiagrumi e frullare per estrarre il succo.

Trasferire nei bicchieri e mescolare con acqua e nettare di agave. Aggiungere un po' di ghiaccio e servire subito.

Informazioni nutrizionali per porzione: Kcal: 296, Proteine: 7.9g, Carboidrati: 86.2g, Grassi: 1.3g

49. Succo piccante al finocchio

Ingredienti:

1 finocchio grande

1 tazza di senape

1 tazza di cavolo, tritato

2 grandi ravanelli, tritati

1 tazza di prezzemolo, tritato

1 grande cetriolo

¼ cucchiaino di pepe di Caienna, in polvere

¼ di cucchiaino di sale dell'Himalaya

2 oz di acqua

Preparazione:

Lavare il finocchio e tagliare gli strati esterni avvizziti. Tagliarlo a piccoli pezzi e mettere da parte.

Unire senape, cavoli, e prezzemolo in un colino. Lavare accuratamente sotto acqua corrente fredda. Scolare e tritare. Mettere da parte.

Lavare i ravanelli e tagliare le parti verdi. Tagliarli in bocconcini e mettere da parte.

Lavare il cetriolo e tagliarlo a fette spesse. Mettere da parte.

Ora, unire finocchio, senape, cavoli, prezzemolo, ravanelli in uno spremiagrumi e frullare per estrarre il succo.

Trasferire nei bicchieri e mantecare con il pepe di cayenna e acqua. È possibile aggiungere un po' di sale, ma questo è opzionale.

Mettere in frigorifero per 30 minuti prima di servire.

Informazioni nutrizionali per porzione: Kcal: 130, Proteine: 11.2g, Carboidrati: 40.9g, Grassi: 2,1 g

50.   Succo di pesca e melograno

Ingredienti:

1 grande pesca, snocciolata e dimezzata

1 grande limone, pelato

1 grande arancia, pelata

1 grande lime, pelato

1 tazza di semi di melograno

3 ml di acqua

1 cucchiaio di miele

Preparazione:

Lavare la pesca e tagliarla a metà. Rimuovere il nocciolo e tagliarla in piccoli pezzi. Mettere da parte.

Sbucciare limone e lime. Tagliarli longitudinalmente a metà e mettere da parte.

Sbucciare l'arancia e dividerla in spicchi. Mettere da parte.

Tagliare la parte superiore del frutto melograno con un coltello affilato. Togliere ciascuna delle membrane bianche all'interno del frutto. Riempire la tazza con i semi e mettere da parte.

Ora, unire pesca, limone, arancia, lime e semi di melograno in uno spremiagrumi e frullare per estrarre il succo.

Trasferire nei bicchieri e mescolare in acqua e miele. Aggiungere un po' di ghiaccio e servire!

Informazioni nutrizionali per porzione: Kcal: 265, Proteine: 5,6 g, carboidrati: 63.7g, Grassi: 1,8 g

51. Succo di cavolini di Bruxelles

Ingredienti:

2 tazze di cavolini di Bruxelles, tagliati e dimezzati

1 grande cetriolo

1 tazza di lattuga romana, tritata

1 porro grande, tritato

1 grosso mazzo di spinaci

¼ di cucchiaino di sale dell'Himalaya

Acqua, 2 floz

Preparazione:

Tagliare le foglie esterne dei cavolini di Bruxelles. Lavarli e tagliarli a metà. Mettere da parte.

Lavare il cetriolo e tagliarlo a fette spesse. Mettere da parte.

Unire lattuga, porri e spinaci in un colino. Lavare sotto l'acqua fredda. Scolare e tritare. Mettere da parte.

Ora, unire cavolini di Bruxelles, cetrioli, lattuga, porro e spinaci in una centrifuga.

Trasferire nei bicchieri e aggiungere un po'
d'acqua. Aggiungere un po' di ghiaccio e servire subito.

Informazioni nutrizionali per porzione: Kcal: 189,
Proteine: 19.5g, Carboidrati: 53.1g, Grassi: 2,6 g

52.   Succo di pomodoro e peperone

Ingredienti:

1 tazza di pomodori pelati

1 tazza di basilico, a pezzi

1 grande peperone rosso, senza semi

1 grande limone, pelato

1 rametto di rosmarino

¼ di cucchiaino di sale dell'Himalaya

Preparazione:

Lavare i pomodori e metterli in una ciotola. Tagliarli a metà e tenere il succo durante il taglio. Mettere da parte.

Lavare il basilico accuratamente sotto acqua corrente fredda usando un colino. Scolare e strappare con le mani. Mettere da parte.

Lavare il peperone e tagliarlo a metà. Togliere i semi e tagliarlo a pezzetti. Mettere da parte.

Sbucciare e tagliare il limone longitudinalmente a metà. Mettere da parte.

Ora, unire pomodori, basilico, pepe e limone in uno spremiagrumi e frullare per estrarre il succo. Trasferire nei bicchieri e aggiungere il sale. Cospargere con un po' di rosmarino per un certo gusto in più.

Mettete in frigorifero per 30 minuti prima di servire.

Informazioni nutrizionali per porzione: Kcal: 189, Proteine: 19.5g, Carboidrati: 53.1g, Grassi: 2,6 g

53. Succo alla zucca e patate

Ingredienti:

1 tazza di zucca, tritata

1 tazza di patata dolce, tritata

1 carota grande

1 grande cetriolo

1 zucchina media, tritata

¼ di cucchiaino di sale dell'Himalaya

¼ di cucchiaino di zenzero, in polvere

Preparazione:

Sbucciare la zucca e tagliarla a metà. Togliere i semi con un cucchiaio. Tagliare una grande fetta e sbucciarla. Tagliarla a piccoli pezzi e riempire la tazza. Tenere il resto per dopo.

Sbucciare la patata dolce e tagliarla in piccoli pezzi. Mettere da parte.

Lavare la carota e tagliarla a fette spesse. Mettere da parte.

Sbucciare le zucchine e tagliarle a metà. Raschiare i semi con un cucchiaio. Tagliare in bocconcini e mettere da parte.

Lavare il cetriolo e tagliarlo a fette spesse. Mettere da parte.

Ora, unire zucca, patate, carote, cetrioli, zucchine in uno spremiagrumi e frullare per estrarre il succo.

Trasferire nei bicchieri e aggiungere il sale e lo zenzero. Aggiungere un po' d'acqua per regolare la densità del succo e un po' di ghiaccio prima di servire.

Informazioni nutrizionali per porzione: Kcal: 214, Proteine: 8.3g, Carboidrati: 58.6g, Grassi: 1.3g

54. Succo di melone dolce

Ingredienti:

1 grande fetta di melone

1 tazza di cocomero, senza semi

1 grande limone, pelato

1 grande mela verde, senza semi

1 cucchiaio di miele liquido

2 oz di acqua

Preparazione:

Tagliare il melone longitudinalmente a metà. Togliere i semi con un cucchiaio. Tagliare una grande fetta e sbucciarla. Tagliare a piccoli pezzi e mettere da parte. Avvolgere il resto del melone in un foglio di plastica e conservare in frigorifero.

Tagliate l'anguria nel senso della lunghezza. Per una tazza, sarà necessaria 1 grande fetta. Sbucciare e tagliare a tocchetti. Togliere i semi e mettere da parte. Tenere il resto per qualche altro succo di frutta.

Sbucciare e tagliare il limone longitudinalmente a metà. Mettere da parte.

Lavare la mela e rimuovere il nocciolo. Tagliarla in bocconcini e mettere da parte.

Ora, unire melone, anguria, limone e mela in uno spremiagrumi e frullare per estrarre il succo.

Trasferire nei bicchieri e mantecare con miele e acqua. Aggiungere alcuni cubetti di ghiaccio o riporre in frigorifero per 20 minuti prima di servire.

Cin cin!

Informazioni nutrizionali per porzione: Kcal: 264, Proteine: 3.3g, Carboidrati: 76.4g, Grassi: 1g

55.   Succo di asparagi e pastinaca

Ingredienti:

1 tazza di asparagi, tagliati e tritati

1 tazza di pastinaca, tritata

1 tazza di cime di rapa, tritate

1 porro grande, tritato

1 tazza di menta fresca, tritata

1 grande cetriolo

2 oz di acqua

Preparazione:

Lavare gli asparagi e tagliare le estremità verdi. Tagliarli in piccoli pezzi e mettere da parte.

Lavare la pastinaca e tagliarla a fette spesse. Riempire la tazza e tenere il resto per qualche altro succo di frutta.

Unire le cime di rapa, porro, e menta in un colino e lavare accuratamente sotto acqua corrente fredda. Tritare grossolanamente tutto e mettere da parte.

Lavare il cetriolo e tagliarlo a fette spesse. Mettere da parte.

Ora, unire asparagi, pastinaca, cime di rapa, porro, menta e cetriolo in uno spremiagrumi e frullate per estrarre il succo.

Trasferire nei bicchieri e mescolare con acqua. Aggiungere un po' di ghiaccio e servire subito.

Informazioni nutrizionali per porzione: Kcal: 198, Proteine: 9.6g, Carboidrati: 60.3g, Grassi: 1,5 g

56. Succo proteico alla bietola

Ingredienti:

3 tazze di bietole

1 mazzetto di spinaci

1 tazza di cavolo, tritato

1 testa di carciofo media

1 grande cetriolo

3 cucchiai di prezzemolo tritato

¼ di cucchiaino di sale dell'Himalaya

Preparazione:

Unire bietole, spinaci, cavoli e prezzemolo in un grande colino. Lavare accuratamente sotto acqua corrente fredda. Scolare e tritare. Mettere da parte.

Tagliare gli strati avvizziti esterni del carciofo. Lavarlo e tagliarlo a pezzetti. Mettere da parte.

Lavare il cetriolo e tagliarlo a fette spesse. Mettere da parte.

Ora, unire bietole, spinaci, cavoli, carciofi, cetrioli e prezzemolo in uno spremiagrumi e frullare per estrarre il succo.

Trasferire nei bicchieri e aggiungete il sale. Aggiungete un po' di ghiaccio e servire subito.

Informazioni nutrizionali per porzione: Kcal: 151, Proteine: 21.6g, Carboidrati: 48.2g, Grassi: 2.7g

ALTRI TITOLI DELL'AUTORE

70 Ricette efficaci per prevenire e risolvere i tuoi problemi di sovrappeso: brucia calorie velocemente utilizzando una dieta corretta e un'alimentazione intelligente

Di

Joe Correa CSN

48 Ricette per eliminare l'acne: Il percorso veloce e naturale per eliminare i tuoi problemi di acne in 10 giorni o meno!

Di

Joe Correa CSN

41 Ricette per la prevenzione dell'Alzheimer: riduci il rischio di sviluppare l'Alzheimer in modo naturale!

Di

Joe Correa CSN

70 Ricette efficaci contro il tumore alla mammella: previeni e combatti il cancro al seno con una nutrizione intelligente e gli alimenti corretti

Di

Joe Correa CSN

www.ingramcontent.com/pod-product-compliance
Lightning Source LLC
Chambersburg PA
CBHW072203280526
45788CB00002B/849